AF385379

# RECHERCHES

## D'ANATOMIE PATHOLOGIQUE

SUR

L'ENDURCISSEMENT DU SYSTÈME NERVEUX;

*Par M. Pinel fils, Médecin.*

MÉMOIRE LU A L'ACADÉMIE DES SCIENCES, LE 27 MAI 1822,
ET SUIVI DU RAPPORT DE MM. PORTAL ET MAGENDIE.

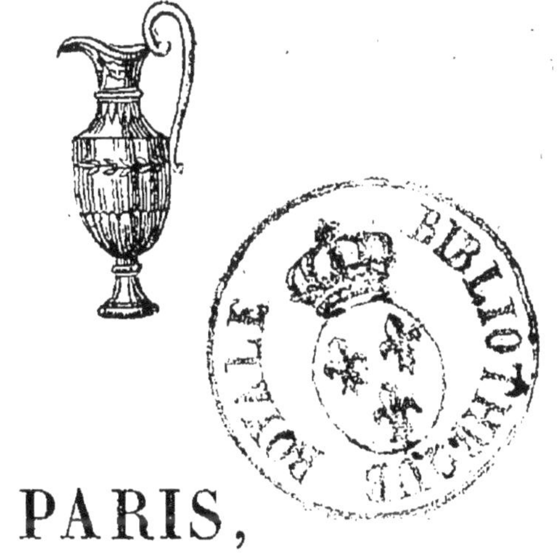

# PARIS,

## CHEZ BÉCHET JEUNE, LIBRAIRE,

PLACE DE L'ÉCOLE DE MÉDECINE.

M DCCC XXII.

# RECHERCHES

## D'ANATOMIE PATHOLOGIQUE

SUR

## L'ENDURCISSEMENT DU SYSTÈME NERVEUX.

IL est une altération du système nerveux dont on ne trouve que des observations isolées ou incomplètes, même chez les auteurs qui se sont le plus occupés de ces sortes de recherches ; je veux parler de l'endurcissement auquel est sujette la pulpe nerveuse, soit dans la totalité, soit dans quelques parties de l'encéphale et de ses dépendances. M. Esquirol, dont les travaux ont été si utiles à la science, est le premier qui ait eu l'occasion d'observer et d'étudier les caractères physiques de ce genre de lésion, dont il conserve plusieurs pièces d'anatomie pathologique dans son riche cabinet. Ayant rencontré et recueilli plusieurs exemples bien manifestes de cette altération, je vais soumettre mes observations au jugemens de l'Académie, ainsi que les inductions physiologiques auxquelles cette maladie peut donner lieu.

1<sup>re</sup> OBSERVATION. Beler, âgée de 18 ans, idiote de naissance, est admise à l'hospice de la Salpêtrière le 1<sup>er</sup> juin 1821. Cette malade est paralysée du bras et de la jambe gauches; elle ne peut se servir de ce bras dont la main est fortement pliée sur l'avant-bras et ne peut être étendue. Elle ne marche que très-difficilement et en traînant la jambe gauche. Ses facultés intellectuelles sont très-bornées; elle comprend seulement les questions qu'on lui adresse relativement à sa santé; le cercle de son intelligence ne s'étend pas au-delà; encore a-t-elle beaucoup de peine à articuler distinctement les mots de *oui* et de *non*, qui sont ses seules réponses. On n'observe chez elle aucun penchant; elle est habituellement calme et tranquille; on est obligé de veiller à tous ses besoins. Elle est sujette à des attaques d'épilepsie assez éloignées; mais lorsque ce mal la prend, les accès se succèdent presque sans relâche pendant trente à quarante heures; ils reviennent environ tous les vingt-cinq jours. Le 4 décembre 1821, cette malade est prise d'accès épileptiques presque continuels; ils se succèdent pendant quatre jours avec une rapidité inconcevable; au milieu de ces convulsions continues, les membres droits sont le siège de violentes secousses et de contorsions de dedans en dehors. Les membres gauches paralysés depuis long-temps éprouvent aussi de fortes secousses : la sensibilité générale est anéantie. La face est rouge, les yeux sont contournés, les déjections involontaires ; le pouls est fréquent et irrégulier, la respiration inégale et précipitée. La malade succombe le quatrième jour, sans que les symptômes aient présenté aucune rémission.

*Ouverture du cadavre.* Marasme général ; maigreur remarquable des membres paralysés. Le crâne est épais, éburné, très-dur à casser. Les méninges sont blanches et saines. Le lobe droit du cerveau est beaucoup moins volumineux que le lobe gauche. Il est atrophié ; les circonvolutions en sont serrées, très-petites, surtout vers les régions frontale et occipitale ; elles sont larges et profondes à la partie supérieure. La substance corticale paroît plus abondante, ses couches sont plus épaisses qu'à l'ordinaire. Le ventricule latéral est très-petit et sec à l'intérieur. La substance du cerveau dans tout ce lobe droit, notamment au-dessous du ventricule, présente une dureté remarquable ; elle ne se déchire que difficilement sous les doigts par bandes longitudinales et convergentes vers le corps strié.

Le lobe gauche du cerveau, beaucoup plus développé que le lobe droit, offre la mollesse et la légère consistance des cerveaux sains ; la différence d'organisation de ce lobe fait ressortir davantage l'altération du lobe malade. Le rachis, ouvert avec précaution, présente une injection assez forte de l'arachnoïde spinale. La substance rachidienne, d'une consistance ordinaire vers la région cervicale, est ramollie et diffluente vis-à-vis la huitième et la neuvième vertèbre. Le ramollissement de couleur et d'apparence pultacée est séparé de la partie saine du rachis supérieurement et inférieurement par une bande rougeâtre. Le reste du canal rachidien est sain. Les viscères thoraciques et abdominaux, ainsi que les troncs des principaux vaisseaux veineux et artériels, n'offrent rien à noter. Ayant examiné le nerf sciatique de la cuisse gauche, qui était paralysée et contractée depuis long-temps, j'ai remarqué que ce nerf, que je croyais trouver atrophié, était plus rouge et plus volumineux que celui du membre droit dans lequel la motilité s'était soutenue jusqu'au dernier moment.

Réflexions. Si l'on applique l'analyse pathologique à cette observation, l'on verra qu'il faut distinguer dans les diverses lésions trouvées sur le cadavre, celles que l'on doit regarder comme cause de la paralysie ancienne et de l'idiotisme de l'altération récente du rachis, cause accidentelle de la mort.

1°. L'endurcissement et l'atrophie d'un lobe entier du cerveau ne pouvaient guère donner lieu à des symptômes moins graves ; la perte de la motilité dans tout un côté du corps, l'anéantissement presque complet des facultés intellectuelles, et

probablement l'épilepsie en sont les tristes résultats. Cette altération, qui est fréquente chez les
idiots, mais dont il est souvent difficile de saisir les
nuances variées, s'annonce ordinairement moins
encore par la paralysie des membres, que par les
distorsions qu'elle détermine dans les pieds et dans
les mains.

Quant à l'augmentation de volume du nerf sciatique dans le membre paralysé, Reimarus paraît
avoir observé cette disposition dans quelques altérations des nerfs.

2°. Le ramollissement partiel du prolongement
rachidien est une maladie beaucoup plus rare.
C'est le troisième exemple que j'aie encore rencontré. M. Magendie en a consigné les deux premières observations dans son Journal (janvier
1821). Les symptômes présentent ici une com-
plication qui ne s'est pas montrée alors : ce sont
les secousses convulsives des membres. Dans les
deux premiers cas les convulsions étaient bornées
au tronc, et n'affectaient pas les extrémités thoraciques ou abdominales. On doit rapporter en grande
partie ce nouveau phénomène à l'endurcissement
du cerveau, dont les convulsions sont souvent
la terminaison funeste. Je persiste à regarder les
secousses convulsives qui n'affectent que le tronc
seul, comme un des symptômes caractéristiques
de l'inflammation rachidienne. N'oublions pas
aussi que cette malade était épileptique, et que la

lésion profonde du cerveau n'était sans doute pas étrangère à la production de cette névrose. Mais n'oublions pas aussi que l'épilepsie porte une atteinte funeste à la sensibilité et aux mouvemens musculaires, que le prolongement rachidien est l'organe principal des mouvemens, que c'est dans une portion dépendante de cet organe que, suivant Legallois, se trouve le principe de la sensibilité, et que le rachis, avant de s'enflammer si rapidement, a dû être pendant long-temps le siége d'une irritation chronique, dont l'épilepsie pourrait bien dépendre en grande partie.

II^e Observation. Une femme, nommée Borna, agée de cinquante-deux ans, avait éprouvé depuis trois ans plusieurs attaques de paralysie qui l'avaient plongée dans un état de démence complet. Admise à la Salpêtrière, elle présente pendant un an les symptômes suivans : figure colorée, embonpoint naturel, difficulté dans la marche, la station et la parole; ses facultés intellectuelles sont presque nulles, à peine sait-elle demander à manger; elle est paisible, son appétit est vorace.

Le 21 janvier 1821, nouvelle attaque de paralysie; depuis lors impossibilité de parler et de marcher; elle reste constamment couchée; le bras droit est paralysé, la jambe droite contractée. La malade ne répond plus que par des larmes et des cris aigus.

Le 7 mars 1821, la face est rouge, les yeux

sont brillans ; le côté droit continue d'être privé de motilité. La sensibilité y est très-obscure, puisque la peau fortement pincée, et piquée profondément, ne donne lieu à aucune douleur. Cependant on ne peut remuer le bras ni la jambe droite sans provoquer des cris perçans et douloureux : pouls irrégulier et fréquent, respiration presque naturelle, déjections involontaires.

Le 10 mars, la face est terreuse, les yeux fixes sont tournés en haut. Les membres droits sont le siége de quelques convulsions passagères et de peu de durée. L'insensibilité paraît générale ; pendant la nuit, râle et mort.

*Ouverture du cadavre.* Le crâne est mince et très-fragile. Les circonvolutions cérébrales sont larges et profondes.

*Lobe droit du cerveau.* Examiné avec attention et coupé par tranches minces, ce lobe laisse apercevoir dans la substance médullaire, au-dessus du ventricule, trois petites cavités ; la première située à la partie antérieure, plus grande que les deux autres, contient un liquide roussâtre, et semble être tapissée par une membrane citrine résistante ; la seconde cavité plus petite, située à la partie moyenne, ne paraît pas pourvue de membrane ; la troisième, postérieure et encore plus petite, ressemble à un trou cylindrique fait avec un emporte-pièce. Ces trois cavités, dont la plus grande n'a qu'une ligne et demie de diamètre et la plus petite une demi-ligne , sont peu profondes. Le reste de la substance cérébrale du lobe droit offre une consistance et même en endurcissement remarquables.

*Lobe gauche du cerveau.* La substance médullaire est le siége, au-dessus du ventricule, de deux petites cavités analogues sous tous les rapports à celles déjà observées dans le lobe droit. En examinant plus profondément la substance cérébrale, je rencontre à la partie moyenne et supérieure du ventricule gauche, dans l'épaisseur de la substance médullaire , un endurcissement considérable de cette substance , semblable à du blanc d'œuf, durci par l'ébullition , très-résistant , présentant à sa partie antérieure une petite cavité de quatre lignes de diamètre en tous sens, remplie de sérosité et de brides membraneuses , et tapissée par une membrane jaune et solide. La totalité de cette altération , qui ne paraît séparée du reste du cerveau par aucune ligne de démarcation, peut égaler le volume d'une noix.

Au-dessous du ventricule gauche , je trouve une cavité et une altération de même apparence et de même grosseur dans la substance médullaire; le foyer endurci est continu avec le reste de la substance cérébrale , qui dans tout ce côté participe à la dureté générale observée dans le lobe droit.

Le cervelet, flétri et comme ridé , présente

dans tout le contour de son bord postérieur et inférieur, un endurcissement presque fibro-cartilagineux de sa substance. Dans tout ce pourtour elle est dure, serrée, élastique, semblable à du cuir blanchâtre; cette altération a fait le sujet d'un examen plus particulier que j'exposerai plus bas.

Le lobe gauche du cervelet contient dans son intérieur un épanchement sanguin de la grosseur d'une noisette, renfermant du sang et quelques granulations; la membrane de cette cavité est rougeâtre et commence à s'organiser. (La malade avait eu une attaque de paralysie il y a quarante jours environ.)

Le prolongement rachidien est volumnieux, d'une dureté et d'une consistance remarquables, surtout à l'intérieur, où la substance corticale est abondante.

Les viscères thoraciques sont sains, sauf quelques adhérences des poumons avec la plèvre costale et beaucoup de graisse qui entoure le cœur, dont le volume est ordinaire. L'intérieur de l'aorte n'offre rien à noter.

Rien n'est digne de remarque dans tous les autres viscères.

RÉFLEXIONS. Cette femme n'ayant resté à la Salpêtrière qu'une année, il n'est guère possible d'assigner d'époque précise à l'invasion de sa maladie. Les détails antérieurs apprennent que jusqu'à l'âge de quarante-neuf ans elle avait été vive et alerte ; que depuis trois ans elle a éprouvé de fréquentes attaques de paralysie, et qu'elle a fini par tomber dans un état de démence tranquille. Les petites cavités rencontrées dans les deux lobes et qui ne sont que les restes d'épanchemens sanguins, expliquent facilement les symptômes paralytiques qui se sont renouvelés si souvent ; mais l'induration générale de l'encéphale, les endurcissemens partiels du cerveau, et surtout l'altération du cervelet, ne peuvent pas être attribués avec certitude à des causes connues. Examinons successivement chacune de ces altérations.

1°. Parmi les sept petites cavités observées dans la substance médullaire, cinq sont tapissées par des membranes jaunâtres, remplies de sérosité, et traversées en divers sens par des brides membraneuses; une seule ne paraît pas avoir de membrane, une autre enfin ressemble à un trou cylindrique et ne contient rien dans son intérieur. Pour les cinq premières, il ne peut exister de doute sur leur nature, surtout lorsque l'on voit l'épanchement sanguin trouvé dans le lobe gauche du cervelet présenter par sa petitesse, par son commencement d'organisation, les mêmes apparences. Mais il n'en est pas de même des deux dernières, et je ne sais si l'on doit les considérer comme les résultats d'anciens épanchemens, entièrement absorbés, ou comme une autre espèce d'altération encore inconnue.

2º. L'endurcissement général de l'encéphale et les deux indurations partielles du cerveau ne sont guère plus explicables ; remarquons toutefois, quant à cette dernière lésion, que les deux endurcissemens circonscrits du cerveau correspondent à une cavité, suite d'épanchement sanguin ; qu'il est probable que l'irruption sanguine a ramolli et altéré les parties environnantes, et que l'absorption, en faisant disparaître le sang, a pu finir par changer cet état de ramollissement en un foyer plus dur en plus compacte.

3º. L'altération du cervelet est d'autant plus remarquable qu'il est peu d'exemples bien constatés d'une pareille altération. Chez cette malade, tout le contour postérieur du cervelet est changé en un tissu dur, extensible, se séparant des autres circonvolutions par bandes horizontales : placé sur du charbon ardent, ce tissu s'est racorni promptement, au lieu qu'une portion saine du même cervelet, soumise à l'action du feu, s'est délatée, et en brûlant a produit une odeur fade et nauséabonde que n'a pas présentée la combustion de la portion altérée. Soumise à l'action du feu sur une pelle ardente, la partie malade s'est changée en une masse brunâtre résistante et comme vernissée ; la partie saine s'est convertie en une matière noire, légère, peu solide, assez semblable à du noir de fumée. Cette diversité de résultats indique assez une grande différence d'organisation, et assimile la partie altérée au tissu fibreux. Il est encore un phénomène important à signaler ; c'est la douleur très-vive éprouvée par la malade lorsque l'on remuait ses membres , douleur qui contrastait avec l'insensibilité profonde de ces mêmes membres à l'action des irritans extérieurs les plus vifs. Ce symptôme indique presque toujours qu'il s'opère dans les centres nerveux un travail organique lent et profond. Aussi l'ai-je observé plusieurs fois dans les cancers et dans les endurcissemens cérébraux.

III$^e$ OBSERVATION. Louise Dumont a toujours vécu dès sa plus tendre enfance dans un état voisin de la stupidité ; âgée aujourd'hui de trente-sept ans, elle mène une vie presque automatique. Elle est incapable d'aucune précaution ni d'aucun soin ; on est obligé de la faire lever , de l'habiller et de lui donner à manger ; elle passe la plus grande partie de la journée dans un coin du dortoir, roulée en peloton et couchée par terre , ne parlant que pour articuler des sons insignifians , ne répondant pas aux questions les plus simples , qu'elle ne peut pas comprendre. Le bras et la jambe gauche sont contractés et paralysés. La circulation, la respiration et la digestion sont dans leur état naturel. Cette femme, d'un abord sauvage , se cache le visage sur sa poitrine quand on la regarde. Elle meurt pandant la nuit du 7 mars 1820, sans que l'on parût devoir attribuer sa mort à aucun désordre organique apparent.

*Ouverture du cadavre.* La face est violette; la tête est volumineuse relativement au reste du corps; la colonne vertébrale est fortement déjetée à droite; les membres abdominaux sont très-longs. Crâne épais, éburné; dure-mère mince et transparente; arachnoïde saine. Le lobe droit du cerveau, beaucoup moins volumineux que le lobe gauche, présente au-dessous du ventricule un endurcissement très-remarquable et très-sensible de la substance médullaire; cet endurcissement est circonscrit et ne dépasse pas le ventricule. Dans le lieu de l'altération la substance médullaire, au lieu de s'écraser sous les doigts comme dans l'état sain, se déchire par fibres longitudinales. Le lobe droit du cerveau est plus volumineux que le gauche, et paraît sain. Le cervelet est mollasse surtout vers sa face inférieure. Le rachidion est consistant et baigné par un peu de sérosité vers la région lombaire. Les poumons sont sains; le cœur présente une altération très-sensible du ventricule aortique; ses parois sont énormément épaissies (de près d'un pouce et demi); il n'existe presque plus de cavité intérieure, à peine si l'on peut y introduire l'extrémité du petit doigt. Les oreillettes et le ventricule pulmonaire participent aussi à cette hypertrophie générale du cœur. Les viscères abdominaux n'offrent rien de digne de remarque.

Réflexions. Après l'endurcissement et l'atrophie du lobe gauche du cerveau ; l'altération la plus remarquable dans cette observation est l'hypertrophie considérable du ventricule gauche du cœur. Cette maladie, que Corvisart avoit tort d'appeler toujours anévrisme actif, et sur laquelle M. Bertin a le premier donné des notions exactes (1812), se termine souvent par une syncope subite durant les froids ; je ferai remarquer que la nuit du 7 mars pendant laquelle succomba cette malade, avait été très-fraîche, à la suite d'une variation brusque dans la température de l'atmosphère. On pourrait s'étonner qu'une altération aussi grave n'eût donné lieu à aucun symptôme apparent pendant la vie, si l'on ne savait que chez presque tous les aliénés et surtout chez les idiots qui ne peuvent pas rendre compte de ce qu'ils éprouvent, les maladies accidentelles sont presque toujours latentes ; ajoutons que chez les idiots affectés d'endurcissement du cerveau, il se joint la possibilité physique de percevoir la douleur.

IV<sup>e</sup> Observation. Marie Grichois, idiote de naissance, d'une constitution forte et robuste, fut réglée pour la première fois à dix-sept ans : ayant perdu ses parens, elle fut admise à la Salpêtrière le 1<sup>er</sup> pluviôse an 5 ; elle était alors dans sa vingt-sixième année : sujette à des accès fréquents de colère et d'impatience, d'un extérieur sale et dégoûtant ; elle restait dans l'oisiveté quand on ne lui prescrivait aucun travail; mais dans ce dernier cas elle exécutait sans peine les travaux manuels les plus fatigans; elle paraissait même susceptible de quelque attachement; son intelligence était très-bornée, sa mémoire nulle, ses réponses tardives et rarement justes; les questions relatives à ses besoins étaient les seules qu'elle parût comprendre; sans présenter les signes bien manifestes de paralysie dans les membres thoraciques, on s'apercevait aisément que les extrémités inférieures et surtout la jambe droite étaient traînantes et paresseuses dans la marche. La digestion et l'appareil circulatoire jouissaient d'une grande énergie. Le 20 février 1820, à l'âge de 47 ans, il lui survint une éruption de rougeole; le 22, pendant la nuit elle se lève presque nue et parcourt son dortoir dans le moment du paroxysme; le lendemain l'éruption, de rouge qu'elle était, devient violette, puis noirâtre; le soir elle avait presque disparu; le 24, la malade présentait tous les caractères d'un état à la fois adynamique et ataxique; abolition complète de la sensibilité, respiration courte et gênée, pouls petit, fréquent, irrégulier, sueur froide et visqueuse sur le corps, prostration générale, enduit brunâtre de la langue et des lèvres; mort pendant la nuit.

*Ouverture du cadavre.* La tête et surtout le crâne sont très-petits comparativement au reste du corps; les parties antérieures et latérales de la tête sont fortement déprimées; le crâne est épais, ses capillaires injectés, les sinus cérébraux gorgés de sang ; la dure-mère, épaissie vers les fosses pariétales, a contracté dans cet endroit de fortes adhérences avec la boîte osseuse. Le cerveau, examiné dans le plus grand détail, ne paraît d'abord offrir aucune altération sensible; cependant, en arrivant vers la partie inférieure, et au-dessous des ventricules, j'observe que le reste du cerveau et surtout le lobe gauche sont d'une densité et d'une dureté très-manifestes. Cette partie du cerveau ne paroît pas pourvue de capillaires, tandis qu'ils sont très-apparens et fortement injectés dans toute la région supérieure. Le cervelet paraît sain; le rachis présente la même dureté, surtout dans toute la longueur de sa face postérieure. Les viscères thoraciques sont sains, le foie est volumineux ; le canal alimentaire, à partir de la moitié inférieure de l'ésophage, l'estomac, le duodénum et presque tous les intestins sont le siége d'une violente inflammation. La membrane muqueuse dans tout ce trajet est rouge, sanguinolente, parsemée de taches brunes et circonscrites, surtout dans les intestins; les autres viscères sont sains.

RÉFLEXIONS. On voit dans cette observation comme dans les précédentes deux espèces d'altérations bien distinctes ; l'une accidentelle, suivie d'une terminaison funeste; l'autre antérieure, cause de l'idiotisme et des symptômes paralytiques. Toutes deux méritent d'être examinées.

1° Affectée presque subitement d'une éruption cutanée aiguë, cette femme s'expose à l'impression du froid; le lendemain l'éruption disparaît; il s'opère sur la membrane muqueuse intestinale une prompte métastase ; à la sueur froide et visqueuse du corps, à la prostration générale, à l'enduit brunâtre des lèvres et de la langue, on doit reconnaître une inflammation très-vive de cette membrane, que l'inspection cadavérique nous montre rouge et sanguinolente, parsemée de taches rondes; cette étroite sympathie de la peau avec les membranes muqueuses, leur analogie de structure et de fonctions, doit nécessairement les prédisposer aux mêmes maladies ; aussi dernièrement M. Bretonneau a-t-il démontré que le canal alimentaire comme la peau peut devenir le siége d'éruptions varioliques, et que la plupart des fièvres putrides et adynamiques sont dues à de semblables affections.

2°. L'endurcissement de l'encéphale présente dans cette obervation un caractère particulier, bien manifeste dans le lobe gauche du cerveau; il s'étend aussi à la partie postérieure de tout le rachidion. Cette dernière lésion doit porter une atteinte grave aux mouvemens des membres; aussi l'on remarquait chez cette femme, outre la paralysie évidente de la jambe droite, une lenteur

et une inertie générale dans tous ses mouvemens.

----

Après avoir exposé ces observations, dont les
bornes d'un mémoire me forcent à restreindre le
nombre, et avoir indiqué les traits les plus saillans
que présente chacune d'elles, il reste à connaître
les caractères, les causes de l'endurcissement du
système nerveux, ses moyens curatifs et les lumières que cette altération peut répandre sur
l'anatomie de l'encéphale et sur la psycologie.

Examiné attentivement, le tissu nerveux endurci ressemble à une masse compacte, inorgani-
que ; on ne peut mieux comparer sa couleur, sa
consistance et sa densité qu'à celle d'un œuf dur :
la substance cérébrale est affaissée et déprimée ;
elle paraît entièrement dépourvue de vaisseaux
sanguins ; l'œil n'y aperçoit aucune trace de vaisseaux capillaires ; soumise à l'action du feu, elle
se racornit, produit une odeur forte et tenace,
laisse un résidu noirâtre, vernissé, compacte ; une
portion d'un cerveau sain, exposé à la même action, donne des résultats opposés ; elle se dilate,
ne donne presque aucune odeur ; le résidu est
brunâtre et léger. L'endurcissement paraît affecter plus particulièrement la substance médullaire
que la substance grise, je ne l'ai pas encore observé dans ce dernier tissu. Dans le lieu de l'al-

tération, la pulpe nerveuse se déchire par faisceaux et par fibres dont la direction varie dans le cerveau, dans le cervelet et dans le prolongement radichien.

Dans le cerveau, on voit de toute la périphérie de cet organe les fibres rayonner, et se rendre en convergeant vers le corps strié ; l'endurcissement rend très-apparente cette disposition des fibres ; elles s'enfoncent dans le corps strié, traversent les couches optiques, se mêlent dans les pédoncules à un peu de substance grise, sortent au-devant du pont de varole, et arrivées au bord inférieur de la protubérance annulaire, se continuent avec la moelle épinière, dont elles sont évidemment le prolongement ; en remontant de la moelle épinière vers le cerveau, il est plus facile encore de s'en convaincre.

Dans le cervelet la direction des fibres est différente quand on l'examine à l'intérieur ou à l'extérieur de cet organe : en dehors, le tissu malade se déchire par fibres horizontales et presque circulaires ; en dedans, on voit les filets nerveux se rendre et se réunir vers la protubérance annulaire.

Si l'on déchire suivant la ligne médiane une portion d'un rachis endurci, on voit manifestement les filets médullaires de la droite se déchirer dans la portion gauche, *et vice versa.*

Cette disposition générale des fibres nerveuses, long-temps niée, mais mise hors de doute par les travaux de Winslow, de Vicq-d'Azir, de MM. Cuvier, Gall, Chaussier et de M. Béclard, se trouve encore confirmée par l'anatomie pathologique. Ce que l'on pourrait dire des causes de l'endurcissement du système nerveux, se réduit à des suppositions et à des conjectures ; il est probable que, chez les idiots de naissance, l'endurcissement du cerveau est le résultat d'une maladie du fœtus, même dans le sein de sa mère : quelle peut-être cette maladie? est-ce une inflammation? On n'a aucune notion sur ce point d'anatomie pathologique ; toutefois on ne peut méconnaître que l'induration des tissus est une terminaison fréquente de leur inflammation ; que le système cellulaire, le foie et d'autres organes parenchymateux en offrent des exemples fréquens, et que l'encéphale, étant soumis aux mêmes lois que le reste de l'organisme, doit aussi subir les mêmes altérations.

L'endurcissement du tissu nerveux étant une maladie fort peu connue, il n'est pas étonnant que l'on ait encore aucun moyen curatif à lui opposer : est-il probable qu'on n'en trouve jamais? Comment la pulpe nerveuse si profondément altérée pourra-t-elle être rendue à son état naturel? Ce serait encore un des cas de maudire l'impuissance de la médecine, s'il n'était certain que le plus difficile de notre art n'est pas de trouver des médicamens ou de les employer, mais de savoir quand il ne faut rien faire.

Si l'endurcissement peut faciliter la connaissance de structure de l'encéphale, il peut également jeter quelque jour sur l'histoire de ses fonctions. Déjà, par les altérations du système nerveux,
on a pu connaître plusieurs faits physiologiques
du plus haut intérêt, relatifs aux diverses lésions
de la sensibilité et de la motilité. On peut appli-
quer également ce mode d'investigation à l'idéo-
logie. Quand Condillac, voulant analyser les facultés de l'entendement, anime successivement sa
statue des divers sens, il est obligé de prendre hors
de la nature un modèle que le médecin peut trouver dans l'idiotisme.

Les idiots en effet, chez lesquels l'endurcissement et les autres altérations de l'encéphale sont
les plus fréquentes et les plus profondes, peuvent
former, en les classant suivant le degré de leur
intelligence, une échelle progressive de l'entendement humain, présenter graduellement l'a-
néantissement complet des facultés morales et
intellectuelles, le développement d'une ou plusieurs facultés, d'un ou de plusieurs penchans, la
possibilité de percevoir quelques sensations, de
les exprimer soit par des sons inarticulés, soit
par quelques mots intelligibles, de maîtriser devant les supérieurs leurs penchans vicieux, pour
s'y livrer ensuite avec plus de fureur, offrir enfin
aux yeux de l'observateur les rudimens informes
et incohérens des fonctions qui dans l'état sain

constituent l'intelligence humaine. Si tant de fois les ouvertures cadavériques ont avancé la connaissance d'autres phénomènes physiologiques, si tant de fois la mort a pu éclairer la vie, pourquoi l'idiotisme ne pourrait-il pas également éclairer la raison? L'endurcissement du système nerveux et les autres lésions feront connaître que toutes les facultés morales et intellectuelles, même les plus élevées, la raison, le sentiment du moi, sont les produits et les résultats de l'organisation saine, puisque l'altération profonde de cette organisation entraîne la perte de ces facultés (1).

L'application de la physiologie pathologique à l'histoire des fonctions cérébrales ne peut donner que des résultats positifs; elle seule doit compléter leur connaissance; elle peut rectifier quelques erreurs. Ces recherches doivent donc mériter tous nos soins et toute notre attention.

---

(1) Ces vérités, qu'on ne peut méconnaître lorsque l'on étudie l'homme sans prévention, ne doivent point effaroucher les consciences religieuses. Si quelqu'un parvenait à démontrer que l'âme est le produit de l'organisation, loin de s'en alarmer, il ne faudrait qu'admirer davantage la puissance supérieure qui aurait donné à la matière la force de penser. Pour le physicien, l'homme est tout entier dans l'homme et ne peut pas être ailleurs.

# ACADÉMIE DES SCIENCES.

RAPPORT DE MM. PORTAL ET MAGENDIE.

Le secrétaire perpétuel de l'Académie pour les sciences naturelles certifie que ce qui suit est extrait du procès verbal de la séance du lundi 12 août 1822.

DEPUIS quelque temps l'étude des lésions physiques, que les maladies produisent dans nos organes, paraît se diriger plus spécialement vers le système nerveux. Presqu'à la même époque nous avons vu paraître les recherches de MM. Serres sur l'apoplexie, celles de MM. Parent et Martinet sur l'arachnitis, celles de MM. Rostan et Lallemand sur le ramollissement de la pulpe nerveuse, etc. Ces divers travaux ont éclairé, d'une manière remarquable et inattendue, l'histoire des maladies du cerveau et des nerfs. On demandera peut-être si l'humanité a gagné quelque chose à ces découvertes ; nous répondrons fort peu relativement à la possibilité de guérir, mais beaucoup par rapport aux souffrances que trop souvent les moribonds endurent quand la nature de leur mal est ignorée, et c'est quelque chose que de mourir en paix quand notre heure est venue. M. Pinel, fils de notre respectable et savant confrère, est un des jeunes médecins qui se livrent avec zèle aux recherches d'anatomie pathologique. Déjà il a publié des observations fort curieuses sur l'inflammation de la moelle épinière. Dans le mémoire, dont nous allons rendre compte, il s'est proposé d'appeler votre attention sur une altération morbide, dans laquelle la matière médullaire du cerveau perd sa mollesse et des autres caractères physiques pour devenir dure, élastique, fibreuse, et prendre enfin à peu près l'apparence du blanc d'œuf durci par la chaleur.

La première fois que M. Pinel a observé cette singulière altération, c'était sur une idiote de naissance âgée de dix-huit ans. Cette fille était paralysée et contracturée du bras et de la jambe gauche ; ses facultés intellectuelles étaient tellement bornées, qu'elle ne comprenait que les questions relatives à ses principaux besoins, et qu'à peine elle pouvait repondre *oui* ou *non*. Elle n'éprouvait d'ailleurs aucun penchant décidé, elle était constamment calme et paisible ; mais elle était sujette tous les mois à de violens accès d'épilepsie qui se succédaient presque sans relâche pendant trente et quarante heures. Elle mourut dans l'un de ces accès le 8 décembre 1821.

M. Pinel, curieux de connaître quelles étaient

les lésions organiques qui avaient causé l'idiotisme, la paralysie et l'épilepsie de cette fille, ouvrit son corps avec soin, et trouva l'hémisphère droit du cerveau atrophié et transformé en une matière élastique, d'une dureté remarquable qui se déchirait quand on la tiraillait par bandes longitudinales convergentes vers le corps strié. Il existait en outre dans le corps de cette fille un ramollissement de la moëlle épinière au niveau de la première vertèbre dorsale, et une augmentation de volume remarquable dans le nerf sciatique correspondant au membre paralysé comme si, à l'opposé des autres organes, le volume des nerfs augmentait par le défaut d'action.

Une autre fois M. Pinel, en ouvrant le cadavre d'une femme en démence, âgée de cinquante-deux ans, qui avait toujours été vive, alerte et d'un esprit sain jusqu'à quarante-neuf, trouva dans l'épaisseur de l'hémisphère gauche, au-dessous du ventricule, un endurcissement considérable de la substance médullaire, tout-à-fait analogue à celui dont il vient d'être question. Le même endurcissement se voyait encore dans toute l'étendue du bord postérieur du cervelet. Il était même plus prononcé que le précédent, car l'auteur du mémoire le compare à du cuir.

Après avoir rapporté deux autres histoires particulières d'idiotisme dans lesquelles l'absence de l'intelligence paraissait bien être l'effet d'un en-

durcissement considérable d'une portion du cerveau, M. Pinel s'élève à la description générale de
l'altération pathologique qui fait l'objet de son
mémoire ; nous la transcrirons littéralement.

« Examiné attentivement le tissu nerveux en-
» durci ressemble à une masse compacte, inorga-
» nique ; on ne peut mieux comparer sa couleur,
» sa consistance et sa densité qu'à celle d'un œuf
» dur : la substance cérébrale est affaissée et dé-
» primée ; elle paraît entièrement dépourvue de
» vaisseaux sanguins ; l'œil n'y aperçoit aucune
» trace de vaisseaux capillaires ; soumis à l'action
» du feu, elle se racornit, produit une odeur forte
» et tenace, laisse un résidu noirâtre vernissé
» compacte ; une portion d'un cerveau sain exposé
» à la même action donne des résultats opposés,
» elle se dilate, ne donne presque aucune odeur ;
» le résidu est brunâtre et léger. L'endurcisse-
» ment paraît affecter plus particulièrement la
» substance médullaire que la substance grise. Je
» ne l'ai pas encore observé dans ce dernier tissu.
» Dans le lieu de l'altération la pulpe nerveuse se
» déchire par faisceaux et par fibre dont la di-
» rection varie dans le cerveau, dans le cervelet
» et dans le prolongement rachidien.
» Dans le cerveau on voit, de toute la périphérie
» de cet organe, les fibres rayonner et se rendre
» en convergeant vers le corps strié. L'endurcis-

» sement rend très-apparente cette disposition des
» fibres ; elles s'enfoncent dans le corps strié, tra-
» versent les couches optiques, se mêlent dans
» les pédoncules à un peu de substance grise,
» sortent au devant du pont de varole, et arrivées
» au bord inférieur de la protubérance annulaire
» se continuent avec la moelle épinière dont elles
» sont évidemment le prolongement; en remon-
» tant de la moelle épinière vers le cerveau, il est
» plus facile encore de s'en convaincre.

» Dans le cervelet, la direction des fibres est
» indifférente, quand on l'examine à l'intérieur
» ou à l'extérieur de cet organe; en dehors le tissu
» malade se déchire par fibres horizontales et
» presque circulaires en dedans. On voit les filets
» nerveux se rendre et se réunir vers la protubé-
» rance annulaire.

» Si l'on déchire suivant la ligne médiane une
» portion d'un rachis endurci, on voit manifes-
» tement les filets médullaires de la droite se dé-
» chirer dans la portion gauche, *et vice versâ.* »

Tout en reconnaissant dans l'auteur du mémoire un talent de rédaction digne d'éloges, vos
commissaires regrettent de ne pas trouver dans la
description que vous venez d'entendre cette clarté
et cette précision de langage si nécessaire dans les
sciences, et dont notre confrère M. Pinel, père,
a fait un si heureux emploi dans ses écrits. Il est

difficile de comprendre, d'après les termes du mémoire, la manière dont les fibres du cervelet endurcies se comportent les unes par rapport aux autres, et surtout, comment en déchirant une moelle épinière devenue fibreuse, *on voit manifestement les filets médullaires de la droite se déchirer dans la portion gauche, et vice versâ.*

Les considérations philosophiques par lesquelles l'auteur termine son mémoire, et qui sont relatives au parti que l'on pourrait tirer de l'idiotisme pour éclairer l'étude des fonctions intellectuelles, nous ont paru au contraire mériter une mention particulière.

« Quand Condillac, dit notre jeune confrère,
» voulant analiser les facultés de l'entendement,
» anime successivement sa statue de divers sens,
» il est obligé de prendre hors de la nature un
» modèle que le médecin peut trouver dans l'idio-
» tisme. »

» Les idiots, en effet, chez lesquels l'endurcis-
» sement et les autres altérations de l'encéphale
» sont les plus fréquentes et les plus profondes,
» peuvent former en les classant suivant le degré
» de l'intelligence une échelle progressive de l'en-
» tendement humain, présenter graduellement
» l'anéantissement complet des facultés morales et
» intellectuelles et le développement d'une ou de
» plusieurs facultés, d'un ou de plusieurs pen-

» chans, la possibilité de percevoir quelques sen-
» sations, de les exprimer, soit par des sons inar-
» ticulés, soit par quelques mots inintelligibles,
» de maîtriser devant les supérieurs, leurs pen-
» chans vicieux, pour s'y livrer ensuite avec plus
» de fureur, offrir enfin aux yeux de l'observateur
» les rudimens informes et incohérens des fonc-
» tions qui dans l'état sain constituent l'intelligence
» humaine. Si tant de fois les ouvertures cadavé-
» riques ont avancé la connaissance des phéno-
» mènes physiologiques, si tant de fois la mort a
» éclairé la vie, pourquoi l'idiotisme ne pourrait-il
» pas éclairer la raison ? »

Ce passage ne permet-il pas d'espérer que celui qui a si bien décrit les maladies mentales trouvera un digne successeur dans sa famille ?

En résumé M. Pinel fils a décrit dans son mémoire une altération du système nerveux qui était peu ou point connue ; car il ne faut pas la confondre avec les divers genres d'endurcissement décrits dans les auteurs, et il sera toujours facile de la distinguer à l'élasticité et à la disposition fibreuse qui la caractérise. M. Pinel a cherché dans cette altération un moyen de faire mieux connaître la structure du cerveau ; enfin il a jeté quelques lumières sur les causes physiques qui s'opposent au développement des facultés intellectuelles et amènent l'idiotisme.

Pour ces divers motifs vos commissaires ont l'honneur de vous proposer d'accorder votre approbation à ce mémoire, en engageant l'auteur à continuer des recherches qui offrent beaucoup d'intérêt sous le rapport de la médecine et de la physiologie.

*Signé à la minute*, PORTAL, MAGENDIE, rapporteurs.

L'Académie approuve le rapport et en adopte les conclusions.

Certifié conforme à l'original, le secrétaire perpétuel, conseiller-d'état, commandant de l'ordre royal de la Légion-d'Honneur,

B. CUVIER.

La seule critique que mes savans rapporteurs aient cru devoir me faire relativement à la direction des fibres du cervelet et du prolongement rachidien, repose sur une impropriété de termes; au lieu d'employer les mots à *l'extérieur* et à *l'intérieur* pour le cervelet, j'aurais dû me servir de ceux de substance grise et de substance médullaire.

Quant à l'entrecroisement des fibres dans la moelle épinière, j'ai suivi la description donnée par le professeur Béclard, dans ses additions à l'Anatomie générale.

FIN.